ગુણાકારક

મિહિર જાગૃતિ વોરા

આ પુસ્તક હું મારા માતા પિતા , મોટા ભાઈ ભાભી અને નાની પ્રિય ભત્રીજી ને અર્પણ કરું છું .

સામગ્રી

પ્રસ્તાવના

આ પુસ્તક માં મારા આજકાલ દૈનિક માં આવેલા મારી કોલમ એક નઝર ના લેખ છે
. ૨૦૦૫ થી ૨૦૧૪ સુધી મારા લેખ આ કોલમ માં આવ્યા હતા.

સ્વીકૃતિઓ

આ પુસ્તક માં મારા આજકાલ દૈનિક માં આવેલા મારી કોલમ એક નઝર ના લેખ છે આ માટે હું આજકાલ દૈનિક ના મેનેજમેન્ટ , તંત્રી , ટ્રસ્ટી અને તમામ પત્રકાર અને સ્ટાફ નો આભાર માનું છું . ૨૦૦૫ થી ૨૦૧૪ સુધી મારા લેખ આ કોલમ માં આવ્યા હતા.

આ પુસ્તક માટે મેં વિવિધ લેખ આધારિત માહિતી વિકિપીડિયા ,લેખ ને લાગતા આવેલા વિવિધ અખબારી અહેવાલ અને જે તે લેખક ના લેખ ના સંદર્ભો નો સહારો લીધો છે તે સૌ નો હું આભાર માનું છું .

અનુક્રમણિકા

1

લસણના અદભુત ગુણો એક નજર

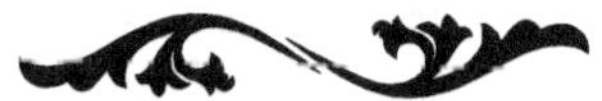

ખરેખર મિત્રો લસણ માત્ર ભોજનમાં સ્વાદ વધારે છે એવું નથી પરંતુ લસણ એક શ્રેષ્ઠ ઔષધી પણ છે. કેટલાક લોકો લસણની ગંધને કારણે તેનાથી દૂર રહે છે.

પરંતુ તે લોકો નથી જાણતા કે લસણ પ્રકૃતિની એક એવી ભેટ સમાન છે જેના લાભ બીજે ક્યાંય ન મળે. લસણથી થનારા લાભ અને તેના આયુર્વેદિક ગુણો સદીઓ જુના છે.

સંશોધન મુજબ 5000 વર્ષ પહેલાં પણ લસણનો ઉપયોગ ઉપચાર માટે કરવામાં આવતો હતો. લસણ અનેક રોગોમાં વરદાન સમાન સાબિત થાય છે. જેથી આજે અમે તમને લસણના એવા જ અદભુત ગુણો અને ફાયદા વિશે જણાવીશું જે કદાચ તમે પહેલાં જાણ્યા નહીં હોય.

લસણમાં ખાટા રસ સિવાય બાકીના પાંચે (ગળ્યો, ખારો, તીખો, તૂરો અને કડવો) રસ રહેલા છે. જેમાં તીખો રસ મુખ્ય હોય છે. ગુણમાં તે ગરમ, તીક્ષ્ણ, રસાયન, પાચક, પચવામાં ભારે, વીર્યવર્ધક, ઝાડો સાફ કરનાર, ભાંગેલાં હાડકાંને મટાડનાર, બળવર્ધક, બુદ્ધિવર્ધક છે. એક કળીવાળું લસણ ઉત્તમ ગણાય છે.

લસણ હૃદયના રોગો, વાયુના રોગો, કફના રોગો, પેટનો દુખાવો, કબજિયાત, અરુચિ, ઉધરસ, મંદાગ્નિ વગેરે મટાડે છે. લસણમાં એક ઉડનશીલ તેલ રહેલું હોય છે.

જેમાં એલાઇલ-પ્રોપાઇલ સલ્ફાઇડ 6 ટકા, ડાયએલાઇલ ડાયસલ્ફાઇડ 6 ટકા તથા બીજાં બે ગંધકયુક્ત દ્રવ્યો જોવા મળે છે.આયુર્વેદ વિજ્ઞાને પણ લસણના ગુણધર્મોનું અને તેના અનુપમ ઔષધીય ગુણોનું સ્પષ્ટ આલેખન કર્યું છે.

આયુર્વેદના લગભગ બધા જ ગ્રંથકારોએ તેના ઉત્તમ ઔષધીય ગુણો અને ઉપયોગોનું વિશેષ વર્ણન કર્યું છે જે જાણવા સમજવા જેવું છેખીલ પર લસણનો રસ નિયમિત લગાવશો તો ધીમે ધીમે ખીલ ઓછી થઇ શકે છે.

તમે તેના રસમાં વ્હાઇટ વિનેગર પણ નાંખીને લગાવી શકો છો. લસણમાં એલિસિન નામનું તત્વ હોય છે જે ત્વચાને કોમળ અને મુલાયમ બનાવે છે. જો તમે તમારા ફેસ

માસ્કમાં કેટલીક પીસેલી લસણની પેસ્ટ નાંખશો ત્વચા મુલાયમ બનશે.

દરરોજ લસણની એક કળીનું સેવન કરવાથી શરીરને વિટામિન એ, બી અને સીની સાથે આયોડીન, આયરન, પોટેશિયમ, કેલ્શિયમ અને મેગ્નેશિયમ જેવા પોષક તત્વો એકસાથે મળી જાય છે. જેથી શરીરમાં આ પોષક તત્વોની ઉણપ સર્જાતી નથી અને અનેક સમસ્યાઓ દૂર રહે છે.

લસણનું તેલ હથેળી અને પગમાં લગાવવાથી મચ્છરો પાસે આવતા નથી અને કરડતા નથી. સાથે જ ત્વચા પણ સુંવાળી થાય છે. લસણમાં એન્ટીબેક્ટેરિયલ તત્વ હોય છે. જેથી જો તમને ખીસ-ફોડલીની સમસ્યા રહેતી હોય તો તમારે સેવન કરવું જોઈએ.

રાતે સૂતાં પહેલાં એક ચમચી ઓલિવ ઓઈલ અથવા સોયાબીન ઓઈલમાં લસણની પેસ્ટ લેવાથી લિવર સ્વચ્છ થવાની સાથે તે મજબૂત બનીને કાર્યરત રહે છે. લસણમાં વિટામિન સી, એ, બી અને જી તથા સલ્ફર, લોહ, કેલ્શિયમ ઉપરાંત નકામા બેકટેરિયાનો નાશ કરતું એલિસિન નામનું તત્વ છે.

લસણની તાજી પેસ્ટમાં ડિપ્થેરિયા અને ટીબીના જીવાણુને નષ્ટ કરવાનો ગુણ છે. - આંતરડાનાં કેન્સરથી પીડાતી વ્યક્તિ ડોક્ટરની સલાહ પ્રમાણે લસણનો ઉપયોગ કરે તો કેન્સર સામે લડી શકે છે.

લસણમાં ફ્રી રેડિકલ્સને રોકવાની શક્તિ છે. કેન્સરની ગાંઠ ફ્રી રેડિકલ્સથી થતી હોવાનો સંશોધકોનો મત છે. આવાં રેડિકલ્સ ડીએનએ, સેલ મેમ્બ્રેન માટે હાનિકર્તા છે. લસણમાં રહેલું એલિનસ નામનું એન્ઝાઈમ નકામા કોષનો નાશ કરે છે.

હાઈપર ટેન્શન, હાઈ બીપીની તકલીફ થઈ હોય તો રોજ તાજાં લસણની બે કળી ખાવાથી લોહીનું ભ્રમણ થાય છે. નસો સ્નિગ્ધ રહે છે. આ ઉપરાંત લસણ વિશે હાથ ધરવામાં આવેલા અભ્યાસમાં એવું જણાયું છે કે એનિમિયા, રુમેટિક ડિસિઝ, કટિવા, ડાયાબિટીસ, હાઈપોગ્લાઈસેમિયા, અસ્થમા, ઊધરસ, એલર્જી, આંતરડાના વર્મ્સ પેરાસાઈટિક ડાયેરિયા અને કેન્સરની સારવારમાં ઉપયોગી છે.

આ ઉપરાંત તે કબજિયાત દૂર કરવામાં ઉપયોગી છે. નિયમિતપણે લસણનો ઉપયોગ અને સેવન કરવાથી ત્વચામાં થતી સંક્રમણની સમસ્યા પણ દૂર થાય છે. સાથે ત્વચા સંબંધી રોગોમાં પણ રાહત મળે છે.-લસણની કળીવાળો આહાર લેવાથી ચરબીનું પ્રમાણ ઘટતાં કમ્મરનો ઘેરાવો ઓછો થાય છે.

ટાઈપ-ટૂ ડાયાબિટીસ માટે લસણ શ્રેષ્ઠ કુદરતી ઔષધની ગરજ સારે છે. લસણનું સેવન શરીરમાં ઈન્સ્યુલિનની માત્રાને વધારી દે છે. જેનાથી ડાયાબિટીસની બીમારીમાં ઘણો ફાયદો થાય છે અને લસણના સેવનથી બ્લડ શુગર લેવલ નિયંત્રણમાં રહે છે.

કોલેસ્ટ્રોલના દર્દી માટે પણ લસણ અત્યંત ફાયદાકારક હોય છે. આ લોહીને પાતળું કરવામાં મદદ કરે છે અને શરીરમાં લોહી ઘટ્ટ થવાથી રોકે છે. ઘા પડ્યા બાદ લોહી વહેવાનો ભય પણ રહેતો નથી. લસણમાં રહેલા તત્વથી પ્લેટલેટ્સ, લોહી ગંઠાવાની પ્રક્રિયા ધીમી પાડે છે.

લોહીની નળી પાતળી રાખે છે જેથી લોહીનું પરિભ્રમણ બરાબર થાય અને હૃદયરોગનો હુમલો ન આવે. લસણ હૃદયને ઓક્સીજન રેડીકલ્સના પ્રભાવથી બચાવે છે.

જેથી હૃદયને કોઈ નુકસાન ન પહોંચે. તેના સલ્ફરયુક્ત યૌગિક આપણી લોહી કોશિકાઓને અવરોધથી બચાવે છે. જેના કારણે એથ્રેરોસ્લેરોસિસની સમસ્યાને દૂર કરે છે. સરસિયાના તેલમાં લસણની કળી નાખી ઉકાળીને આ તેલ કાનમાં નાખવામાં આવે તો કાનના દુખાવામાં તરત જ રાહત મળે છે.

બાળકો માટે પણ આ રીતે ઉપયોગ કરી શકાય છે. તમારા રોજિંદા ખોરાકમાં લસણ સામેલ કરી લેવાથી રોગપ્રતિકારક ક્ષમતામાં વધારો થાય છે. જો મોસમી શરદી અથવા ખાંસી થઈ જાય તો લસણની ચા બનાવીને પીવાથી બહુ જલ્દી ફાયદો થાય છે. -ઠંડી અથવા બદલાતા મોસમમાં મોટાભાગે કોઈપણ ઉંમરના લોકોને કફ અને ઉધરસની સમસ્યા થતી હોય છે.

આવામાં જો તમે લસણનો નિયમિતપણે ઉપયોગ કરો તો આવી નાની-નાની સમસ્યાઓ તમારાથી દૂર રહશે. લસણમાં એન્ટી-ઈન્ફ્લામેન્ટરી પ્રોપટી હોય છે. જેની મદદથી એલજીને દૂર ભગાવી શકાય છે.

જો લસણના જ્યૂસને પીવામાં આવે તો રેસિસ અને ચકામા પડવાની સમસ્યા પણ દૂર થાય છે.- સિરોસિયસની સમસ્યામાં લસણ રામબાણ દવા તરીકે કામ કરે છે. સિરોસિયસથી પ્રભાવિત સ્થાન પર લસણનું તેલ લગાવવાથી ત્વચા સુંવાળી અને ક્ષતિરહિત થાય છે.

લસણમાં ડાયલી સલ્ફાઈડ હોય છે. જે ફેરોપોરટિનની માત્રાને વધારે છે અને આયરન મેટાબોલિઝ્મને સુધારે છે. - નિયમિત લસણ આરોગવાથી બ્લડપ્રેશર નિયંત્રણમાં રહે છે. એસિડિટી અને ગેસ્ટ્રિકની સમસ્યા પણ દૂર થાય છે. હૃદયની બીમારીઓ સાથે તાણ પણ દૂર થાય છે.

લસણને દૂધમાં ઉકાળીને બાળકોને આપવાથી બાળકોમાં રોગપ્રતિકારક ક્ષમતા વધે છે. લસણની કળીને આગમાં સાંતળી બાળકને આપવાથી શ્વાસની સમસ્યા પર કાબૂ મેળવી શકાય છે. જે બાળકોને શરદી વધારે થાય છે તેમણે લસણની કળીની માળા બનાવીને પહેરવી જોઈએ.

લસણના સેવનથી કામોત્તેજના બરકરાર રહે છે કારણ કે તે શરીરમાં સારી રીતે પરિભ્રમણ કરે છે. - લસણના સેવનથી વાયરલ, ફંગલ, ચીસ્ટ અને વોર્મ સંક્રમણ પણ થતું નથી.

તાજા લસણના સેવનથી ફુડ પોઈઝનિંગનો ખતરો રહેતો નથી. - નિયમિત લસણનો ઉપયોગ કરવાથી સાંધામાં થતાં દુખાવામાં આરામ મળે છે. સાથે શરીરના અન્ય ભાગોમાં થતાં દુખાવામાં પણ રાહત મળે છે.

જે લોકોના શરીરમાં લોહીની કમી હોય છે તેઓએ લસણનું સેવન કરવું જોઈએ. તેમાં ભરપૂર માત્રામાં લોહતત્વ હોય છે. જે લોહીના નિર્માણમાં મદદ કરે છે.

લસણમાં વિટામિન હોવાથી સ્કર્વી રોગથી પણ બચાવે છે. લસણ ખાવાથી વાળ ખરતા બંધ થઈ જાય છે. લસણમાં એલિસીન તત્વ ભરપૂર માત્રામાં હોય છે. સાથે જ સલ્ફર પણ હોય છે. લસણને વાટીને સ્કેલ્પમાં લગાવવાથી પણ હેર ફોલ ઘટી જાય છે.

લસણના સેવનથી દાંતના દુખાવામાં આરામ મળે છે. દાંતમાં દુખાવો થાય ત્યારે લસણને કાચું વાટીને દાંતમાં રાખી લેવું તેનાથી તરત આરામ મળે છે કારણ કે લસણમાં એન્ટી બેક્ટેરિયલ તત્વ હોય છે. જે દાંત પર સીધો પ્રભાવ નાખે છે.

લસણની 5 કળીને થોડાક પાણીમાં નાખીને પીસી લેવી અને તેમાં 10 ગ્રામ મધ મિક્ષ કરીને સવાર-સાંજ તેનું સેવન કરવું. આ ઉપાય કરવાથી સફેદ વાળ કાળા થઈ જાય છે.

લસણનું સેવન બાળકો માટે પણ અત્યંત ફાયદાકારક માનવામાં આવે છે. આ મોસમી બીમારીઓમાં તો લાભકારક હોય જ છે. સાથે જ પાંચ વર્ષ સુધીના બાળકોમાં થનારા પ્રાયમરી કોમ્પલેક્સમાં પણ બહુ ફાયદાકારક સાબિત થાય છે.

ફેફસામાં પાણી ભરાયું હોય તો લસણને વાટીને સહેજ ગરમ કરીને દર્દીની છાતી પર બાંધવાથી દર્દમાં રાહત થાય છે.- હાથ-પગમાં કળતર થતી હોય તો લસણ અને સૂંઠને ધીમાં શેકી મધ સાથે થોડા દિવસ ખાવાથી કળતર દૂર થાય છે.

સગર્ભાઓ અને પિત્તની તકલીફવાળાએ લસણનો ઉપયોગ કરવાનું હિતાવહ નથી. આજે પણ અનેક કુટુંબમાં ભોજન સમયે લસણના અથાણાંનો ઉપયોગ કરાય છે.

એના વગર શિરામણ અથવા બપોરનું ભોજન કે રાતનું વાળું અધૂરું ગણાય છે. ઘણાં કુટુંબમાં હિંગની સાથે લસણની કળી નાખેલો વઘાર કરેલી કઢીનો ઉપયોગ થાય છે. કેટલાક લોકો લસણવાળી વાનગી એટલે નથી ખાતા કે તે ખાધા પછી તેમના મોંમાં વાસ રહી જતી હોય છે.

એનો સરળ ઉપાય લસણવાળી વાનગી ખાધા પછી બ્રશ કરીને કોગળા કરવાનો છે. માઉથ વોશથી કોગળા કરવાથી પણ વાસ નીકળી જાય છે.

આમ ખરેખર મિત્રો આ નુસ્ખા અજમાવા જેવા છે. આમ ખરેખર લસણ એક શ્રેષ્ઠ ઔષધી છે.ઉપર ના નુસખાઓ માં દાક્તરી સલાહ લેવી પણ ખુબ જ જરૂરી છે એટલે દાક્તરી સૂચના પછી જ ઉપયોગ કરવો જોઈએ .

2

આ ઝાડના પાન, છાલ, મૂળ, બીજ, કરે છે રોગોનો સફાયો

મિત્રો સરગવો કે સહજન એક ખૂબ જ ઉપયોગી ઝાડ છે. આ સરગવાને સેજન અને મુનગા વગેરેના નામથી પણ ઓળખવામાં આવે છે. અંગ્રેજીમાં તેને ડ્રમસ્ટિક પણ કહેવામાં આવે છે.

તેનું વાનસ્પતિક નામ મોરિંગા ઓલિફ઼ેરા છે. ફ઼િલિપિન્સ, મેક્સિકો, શ્રીલંકા, મલેશિયા વગેરે દેશોમાં પણ સરગવાનો ખૂબ જ વધુ ઉપયોગ કરવામાં આવે છે.

દક્ષિણ ભારતમાં વ્યંજનોમાં તેનો ઉપયોગ કરવામાં આવે છે. સરગવાના બીજમાંથી તેલ કાઢવામા આવે છે અને છાલ, પાલ, ગુંદર, જડ વગેરેમાંથી પણ આયુર્વેદિક દવાઓ તૈયાર કરવામાં આવે છે.

સરગવામાં દૂધની સરખામણીએ 4 ગણુ કેલ્શિયમ અને બે ગણુ પ્રોટીન જોવા મળે છે. આયુર્વેદમાં 300 રોગોનો સરગવાથી ઉપચાર બતાવ્યા છે. એટલા માટે આજે અમે તમને પરિચિત કરાવી રહ્યા છીએ સરગવાના કેટલાક ખાસ ઉપયોગો અને ગુણો વિશે.

સરગવામાં કાર્બોહાઈડ્રેટ, પ્રોટીન, કેલ્શિયમ, પોટેશિયમ, આયરન, મેગ્નીશીયમ, વિટામીન-એ,સી અને બી કોમ્પ્લેક્સ પ્રચુર માત્રામાં જોવા મળે છે.

એક અધ્યયન પ્રમાણે તેમાં દૂધની સરખામણીમાં 4 ગણુ કેલ્શિયમ અને બે ગણુ પ્રોટીન વધુ માત્રામાં જોવા મળે છે.

પ્રાકૃતિક ગુણોથી ભરપૂર સરગવામા એટલા ઔષધીય ગુણો હોય છે કે તેની ફ઼ેળીના અથાણા અને ચટણી અનેક બીમારીઓથી મુક્તિ અપાવવામાં મદદરૂપ થાય છે. તે માત્ર ખાવા માટે જ નહીં પણ જે જમીનમાં ઉગાડવામા આવે છે તેની માટે પણ લાભપ્રદ છે, તે જમીનને ઉપજાઉ બનાવે છે.

સરગવો પાયન સાથે જોડાયેલી સમસ્યાઓને દૂર કરી દે છે. કોલેરા, ઝાડા, મરડો, પીળીયો અને કોલાઈટિસ થયો હોય ત્યારે તેના પાનનો તાજો રસ, એક ચમચી મધ અને નારિયળ પાણીમાં મેળવીને લો. તે એક ઉત્કૃષ્ટ હર્બલ દવા છે.

સરગવાના પાનનો પાવડર કેન્સર અને દિલની બીમારીઓ માટે ખૂબ જ સારી દવા છે. તે બ્લડ પ્રેશરને કંટ્રોલ કરે છે. તેન ઉપયોગ પેટમાં અલ્સરના ઈલાજ માટે કરવામાં આવે છે. તે પેટની દિવાલના સ્તરની મરમ્મત કરવામાં સક્ષમ છે. તે શરીરની ઊર્જાના સ્તરને વધારી દે છે.

સરગવાના પાન તેના બીજમાં પાણીને સાફ કરવાના ગુણ હોય છે. તેના બીજના ચૂર્ણના રૂપમાં પીસીને પાણીમાં મેળવવામાં આવે છે. પાણીમાં મેળવીને કુદરતી અસરકારક ક્લેરીફિકેશન એજન્ટ બની જાય છે. તે પાણીને બેક્ટેરિયારહિત બનાવે છે.

કુપોષણથી પીડિત લોકોને આહારરૂપમાં સરગવાનો ઉપયોગ કરવાની સલાહ આપવામા આવે છે. એકથી ત્રણ વર્ષના બાળકો અને ગર્ભવતી મહિલાઓ માટે તે વરદાનરૂપ માનવામાં આવે છે.

સરગવાની જડને અજમા, હીંગ અને સૂઠની સાથે ઉકાળો બનાવીને પીવાનું પ્રચલન છે. આ ઉકાળાથી સાઈટિકા રોગની સાથે પગ, હાથના દર્દ અને સોજામાં પણ ખૂબ જ લાભદાયી છે.

સરગવાનો જ્યૂસ ગર્ભવતી સ્ત્રીને આપવાની સલાહ આપવામાં આવે છે. તેનાથી ડિલેવરીમાં થનારી સમસ્યાઓથી રાહત મળે છે અને ડિલેવરી પછી પણ માતાની તકલીફ ઓછી કરે છે.

સરગવાના પાનની સાથે જ સરગવાના ફળ વિટામિન્સથી ભરપૂર હોય છે. સરગવામાં વિટામીન-એ હોય છે એટલા માટે તે સૌંદર્યવર્ધકના રૂપમાં ઉપયોગમાં આવે છે. સાથે જ તે આંખો માટે પણ લાભદાયી હોય છે.

સરગવામાં ઓલિક એલિક ભરપૂર માત્રામાં જોવા મળે છે. આ એક પ્રકારનું મોનોસૈચ્યુરેટેડ ફેટ છે અને તે શરીર માટે ખૂબ જ જરૂરી છે. સાથે જ સરગવામાં વિટામીન સી ભરપૂર માત્રામાં હોય છે.

તે કફની સમસ્યાનો રામબાણ દવાની જેમ કામ કેર છે. ખાંસીમાં સરગવાને પાણીમા ઉકાળીને તે પાણીનો ભાપ લો તેનાથી જકડન ઓછી થાય છે. -પિપલ્સની સમસ્યા હોય તો સરગવાનું સેવન કરવું જોઈએ.

તેના સૂપથી શરીરનું ખુન સાફ થઈ જાય છે. ચહેરા ઉપર લાલીમા આવે છે અને પિંપલની સમસ્યા દૂર થઈ જાય છે. સરગવાના પાનથી તૈયાર કરવામાં આવેલ સૂપ ક્ષયરોગ, અસ્થમા અને બ્રોન્કાઈટિસ વગેરે રોગોમાં પણ દવાનું કામ કરે છે.

તેમાં કેલ્શિયમની માત્રા વધુ હોય છે જેનાથી હાંડકાં મજબૂત બને છે. તે સિવાય તેમાં આયરન, મેગ્નીશિયમ ને સિલિયમ હોય છે. તેની માટે મહિલાઓ અને બાળકોએ તેનું સેવન કરવું જોઈ.

તેમાં જિંકની ભરપૂર માત્રા હોય છે જે પુરુષોની નબળાઈને દૂર કરવામાં અચૂક દવાનું કામ કરે છે.

તેની છાલનો ઉકાળો અને મધનો ઉપયોગ શીઘ્રપતનની બીમારીને સારી કરે છે અને યૌન દુર્બળતા પણ દૂર થઈ જાય છે. આમ ખરેખર મિત્રો આ સરગવો કે સહજન એક ખૂબ જ ઉપયોગી ઝાડ છે.

ઉપર ના નુસખાઓ માં દાક્તરી સલાહ લેવી પણ ખુબ જ જરૂરી છે એટલે દાક્તરી સૂચના પછી જ ઉપયોગ કરવો જોઈએ .

3

દાદીમાના ખાસ ઘરગથ્થુ ઉપચાર

ખરેખર મિત્રો ,આપણા ઘર-ઘરનાં આયુર્વેદિક પ્રાચીન નુસખાઓ ઘણીવાર એલોૅપેથી દવાઓ કરતાં વધારે અક્સિર હોય છે. આજે પણ દરેક ઘરમાં કેટલીક સ્વાસ્થ્ય સમસ્યાઓ માટે દાદી-નાનીના જુનવાણી ઉપચાર અજમાવીને ઈલાજ કરવામાં આવે છે અને તેનાથી તરત ફાયદો પણ થાય છે.

પરંતુ કેટલાક લોકો એવા હોય છે જે આ સરળ અને અક્સિર નુસખાઓ અપનાવ્યા વિના જ નાની અમથી બાબતોમાં પણ ડોક્ટર પાસે દોડી જાય છે અને દવાઓ ખાઈને કામચલાઉ સ્વાસ્થ્ય સુધારી લે છે.

જેથી આજે અમે તમને સ્વાસ્થ્ય સંબંધી 30 જાતની તકલીફો માટે દાદીમાના પ્રાચીન નુસખાઓના ખજાનામાંથી સચોટ અને ઝડપી ઈલાજ કરી શકે એવા ઉપાય લાવ્યા છે તો નોંધવાનું ભુલતા નહીં. ડગલે પગલે કામ આવશે આ સરળ નુસખા.

જો દાંતમાં સખત દુખાવો થતો હોય તો એલચી, લવિંગ અને જાયફળના તેલને મેળવીને તે તેલને રૂ થી દુ:ખતા દાંત પર લગાવવાથી દર્દ મટે છે. -ચામાં અજમાના પાન અને ફુદીનો નાંખી ઉકાળીને પીવાથી ખાંસીમાં રાહત મળે છે.

કડવા લીમડાની છાલનો ઉકાળો બનાવી તેમાં ગોળ મેળવી ત્રણ દિવસ સુધી રોજ રાત્રે પીવાથી પેટના કૃમિ નીકળી જાય છે.

તુલસીના બીજનો ઉકાળો બનાવીને પીવાથી માસિક નિયમિત-યોગ્ય માત્રામાં આવે છે. -ભોજન લીધા પછી રોજ એક ગ્લાસ ગરમ પાણી પીવાથી ગેસ થતો નથી.

અજમો અને લસણને સરસવના તેલમાં પકાવી, તે તેલની માલિશ કરવાથી શરીરના દુ:ખાવા મટે છે.-બે ચમચી લીંબુનો રસ અને એક ચમચી મધ મેળવી વાળના મૂળમાં લગાડી અડધો કલાક રહેવા દઈ વાળ ધોવાં.

આ પ્રયોગ નિયમિતરૂપે કરવાથી વાળની તમામ સમસ્યા દૂર થાય છે. -દાડમની છાલને પાણીમાં પીસી તેની પેસ્ટ બનાવી વાળમાં રાત્રે લગાવીને સવારે વાળ ધોઈ

નાંખવા. આ પ્રયોગથી વાળની જૂ અને લીખ મરી જાય છે.

આંબાના પાનની ભસ્મ બનાવી દાઝેલા સ્થાન પર ઘી સાથે લગાવવાથી રાહત રહે છે.-ફુદીનાના પાન ચૂસવાથી કે મોઢામાં રાખી ચાવવાથી હેડકી તરત બંધ થાય છે.

કાળામરીના ચૂર્ણને ઘીમાં મેળવી શરીર પર લગાવવાથી પિત્તની તકલીફ મટે છે.-ગાયના દૂધની સાથે આમળાના ચૂર્ણનું નિયમિત સેવન કરવાથી આંખનું તેજ વધે છે.જરૂર પૂરતાં તેજપત્રને પીસી માથા પર (કપાળ પર) લેપ કરવાથી માથાનો દુ:ખાવો મટે છે.

કાળા તલ, સાકર અને નાગકેસર રોજ સવારે ખૂબ ચાવીને ખાવાથી મસા શાંત થાય છે.-ભેંસના દૂધમાં સાકર અને એલચી મેળવી ગરમાગરમ દૂધ પીવાથી અનિદ્રામાં લાભ થાય છે.

સૂંઠનું ચૂર્ણ એક ચમચી ફાકવાથી ઝાડામાં ફાયદો થાય છે.

વાયુ વધી જવાથી ઊલટી થતી હોય તો અજમો ખાવાથી કે અજમોમીઠું મોંમા રાખી ચૂસવાથી ઊલ્ટીમાં રાહત થાય છે.-નિયમિત રીતે ત્રિફળાચૂર્ણ ચોખાના ધોવાણ સાથે લેવાથી શ્વેતપ્રદર મટે છે.

કાળી દ્રાક્ષ અને આમળાનો રસ 10 ગ્રામ પ્રમાણમાં અને 5 ગ્રામ મધ મેળવીને પીવાથી એસીડીટી મટે છે. -નિયમિત રીતે કારેલાનો રસ પીવાથી ડાયાબિટીસમાં ફાયદો થાય છે.

એલચી, લવિંગ અને જાયફળના ચૂર્ણને મધ અને લીંબુથી બનાવેલ ચામાં મેળવીને પીવાથી કબજિયાતમાં આરામ થાય છે. -કાળા મરીનું ચૂર્ણ સાકર નાખેલા ગરમ ગરમ દૂધ સાથે પીવાથી અવાજ ખૂલે છે.

કડવા લીમડાની અંતરછાલનો ઉકાળો બનાવી તેમાં મધ નાખીને પીવાથી લાભ થાય છે. -ઘી અને ગોળ સાથે આમળાંના ચૂર્ણની ગોળીઓ બનાવી લેવાથી પેશાબની બળતરા મટે છે.

અજમો, તુલસીના પાનનું ચૂર્ણ અને સૂંઠનું ચૂર્ણ સમાન ભાગે લઈ તેમાં મધ નાખીને પીવાથી તાવમાં ફાયદો થાય છે. -તલનું તેલ નિયમિત રીતે એક ચમચાની માત્રામાં પીવાથી વજન ઘટે છે.

અશ્વગંધા, શતાવરી, યષ્ટિ મધુ ચૂર્ણ અને ગળો ચૂર્ણનું નિયમિત દૂધ સાથે સેવન કરવાથી શક્તિ વધે છે. રોજ રાત્રે મધ, લીંબુ, ગ્લિસરીન અને ગુલાબજળ મેળવી,

પેસ્ટ જેવું બનાવી ત્વચા પર ઘસીને માલિશ કરવાથી ત્વચા સુંવાળી બને છે. -લીમડાનો રસ નિયમિત પીવાથી ડાયાબિટીસ મટે છે.

હળદળ એક ચમચી અને આમળાંનું ચૂર્ણ એક ચમચી ભેગાં કરી રોજ સવાર-સાંજ લેવાથી ડાયાબિટીસમાં ખૂબ રાહત થાય છે.

મરી, તજ અને આદુનો ઉકાળો પીવાથી શરદી મટે છે. સૂંઠ, તલ અને ખડી સાકરનો ઉકાળો કરીને પીવાથી પણ શરદી, સળેખમ મટે છે. આમ ખરેખર મિત્રો આ નુસ્ખા અજમા વા જેવા છે.

ઉપર ના નુસખાઓ માં દાક્તરી સલાહ લેવી પણ ખુબ જ જરૂરી છે એટલે દાક્તરી સૂચના પછી જ ઉપયોગ કરવો જોઈએ.

4
પુષ્પચિકિત્સા

મિત્રો પર્યાવરણ મા અનેક વાતો ખરેખર અચરજ પમાડે તેવિ હોય છે. આકડો, કમલપુષ્પ, ગરમાળો, શતપુષ્પા અને શોભાંજન,કરેણ,ગુલાબ,જાસૂદ,શિરીષ,કડવા લીમડાના મોર જેવા અનેક પુષ્પો થિ આપણે વિવિધ રોગો મા આરામ અને સારવાર મેળવી શકીએ છીએ.

'અર્ક' એટલે આકડો અને આકડાના રસમાં સિદ્ધ કરેલું તેલ એટલે 'અર્કતેલ'.આયુર્વેદમાં આકડાના જે ગુણદોષ અને અનેક ઉપયોગ વર્ણવ્યા છે તેમાં ચામડીના રોગોનો પણ સમાવેષ થયોછે.તેવર્ણ,સોજોઅનેકૃમિનોપણનાશકરેછે.

અર્કતેલ બનાવવું હોય તો..અઢીસો ગ્રામ લીલી કે સૂકી હળદર લાવી લસોટી નાખવી.એનો ચટણી જેવો જ કલ્ક બને તેમાં હળદરના પ્રમાણથી ચારગણું સરસિયું તેલ તથા તેલથી ચારગણો આકડાનો સ્વરસ તથા એટલું જ પાણી મેળવી ધીમા તાપે ઉકાળવું. ઉતારીને ગાળી લેવું.

આકડાનો સ્વરસ કાઢવા માટે તેના પીળા, પાકાં, મોટા અને રસદાર પાન લાવી વરાળમાં બાફી નાખવા, પાન ગરમ હોય ત્યાં જ કપડામાં મૂકી દબાવીને તેનો રસ કાઢવો અને એ રીતે તેલ બનાવિ સકાય.આ તેલ ખાસ કરીને ખંજવાળ, ખરજવું, ખસ અને સોરાઈસીસ જેવા રોગોમાં ઉત્તમ પરિણામ આપે છે.

ખસને આયુર્વેદમાં 'પામા' અને લોકભાષામાં 'લૂખસ' કહે છે.મોટા ભાગે હાથની આંગળીઓના મૂળમાં નાની નાની ફોલ્લીઓ દ્વારા આ રોગનો પ્રારંભ થાય છે. ફોલ્લી ફોડવામાં આવે તો એમાંથી પાતળું, ચીકાશવાળું પ્રવાહી બહાર આવે છે.

વારંવાર આ ફોલ્લી ભરાઈ જતી હોય છે. અને એ ભાગમાં અતિશય ખંજવાળ પણ ઉપડતી હોય છે. ઘણીવાર આ ફોલ્લી પાકી જતી હોય છે અને તેમાંથી પરુ પણ નીકળતું જોવા મળે છે.

ચેપ વધતો જાય તો હાથ-પગ અને ગુપ્ત ભાગમાં પણ આ રોગ પ્રસરતો જાય છે. એકમાંથી બીજી વ્યક્તિને અને એમ આખા મહોલ્લાને કે ગામમાં પણ લૂખસનો રોગ પ્રસરી શકે છે.

ખરજવું ભીનું અને સૂકું એમ બન્ને પ્રકારનું થાય છે. આ બંને પ્રકારમાં અર્ક તેલ અકસીર જણાયું છે. ખરજવાના દરદીને જ્યારે ખંજવાળ ઉપડે છે ત્યારે લોહી નીકળી જાય છતાં પણ મટે નહીં એવી સ્થિતિ સર્જાતી હોય છે. આવા વખતે તરત જ અર્ક તેલ લગાવી દેવાથી ખંજવાળ ઉપડતી નથી અને ઉપડે તો થોડીવારમાં શમીજોયછે.

ખસ, ખરજવા જેવા રોગમાં જેમ ખંજવાળ ઉપડતી હોય છે તેમ ક્યારેક અકાંગમાં કે આખા શરીરમાં પણ 'વલૂર' ઉપડી આવતી હોય છે. આવા વખતે ખંજવાળ એ કોઈ બીજા રોગના લક્ષણરૂપે નહીં પણ સ્વતંત્ર રોગ રૂપે હોય છે અને એની સારવારમાં રક્તશુદ્ધિકર ઔષધો ઉપરાંત લગાડવા માટે અર્ક તેલ, ચર્મરોગહર તેલ કે મહામરિચ્ચિ તેલ આપવું જોઈએ.

ખંજવાળને આયુર્વેદમાં 'કંડૂ' કહેવામાં આવે છે.ચામડીના કોઈપણ રોગમાં એકલા ઔષધથી પરિણામ મળતું નથી એ ખાસ યાદ રાખી લેવું જોઈએ. ઔષધની સાથે પરેજ અનિવાર્ય હોય છે.

આથી ખસ, ખરજવું કે ખૂજલી જેવા ઉપર લખેલા વ્યાધિમાં અથવા તો કોઈપણ ચર્મરોગમાં મીઠું ખાસ બંધ કરાવવું જોઈએ.મીઠું લોહીમાં ભળીને અશુદ્ધિ અનેકગણી વધારી દે છે.

એ જ રીતે ગોળ, કેળા, દહીં, આથો આવીને બનતી કોઈપણ વાનગી, ફળો, ફુટજ્યુસ, મિલ્કશેઈક આ બધું જ બંધ કરાવવું જોઈએ. દિવસની ઊંઘ,ઉજાગરા અને કબજિયાત પણ ચામડીના રોગો માટે નુકસાનકારક છે.સ્નાન કરતી વખતે કે તે ભાગને સાફ કરતી વખતે જો પાંદડા નાંખીને ઉકાળેલું પાણી વાપરવામાં આવે તો ઉત્તમ પરિણામ આપે છે.

વ્રણને સાફ કરવા માટે ત્રિફળાનું પાણી પણ પરિણામ આપે છે ભયંકર સોરાઈસીસમાં પણ અર્ક તેલનો ઉપયોગ અકસીર છે. આમ આ સામાન્ય લાગતું, સસ્તું, સરળ ઔષધ પણ ચામડીના રોગી માટે અકસીર ઔષધ છે એમ કહેવામાં અતિશયોક્તિ લાગતી નથી.અર્ક તેલ ગરમ અને તિક્ષ્ણ ઔષધ હોવાથી એનો ઉપયોગ કરતાં પહેલાં નિદાનની બાબતમાં પૂરી સાવધાની રાખવી. કરણ આ ફૂલ-ઝાડ ગુજરાતમાં પુષ્કળ ઊગે છે.

સફેદ, ગુલાબી, રાતી અને પીળી એવી એની ચાર જાત છે. કરણના મૂળ ઘણાં વિષયુક્ત છે. માઈગ્રેનમાં પીળી કરેણના ફૂલો વાટીને કપાળતથાલમણાપરલેપકરવો. ઝેરી જીવજંતુનાં ડંખ પર ગુલાબી કરેણના ફૂલોને વાટીલેપકરવો. સડતાજખમપરરાતીકરેણનાફૂલવાટીલેપકરવો

ગુલાબના ફૂલોની પાંખડીનો ગુલકંદ બનાવી શકાય. ચૈત્ર માસ પછી પડતા તાપમાં રાખી બનાવેલો ગુલકંદ ઘણો સારોબનેછે.સુગંધવાળા તાજા લાલ દેશી ગુલાબની પત્તી સારી રીતે ધોઈ લેવી. કાચની મોટા મોઢાવાળી સ્વચ્છ બરણીમાં સૌ પ્રથમ સાકરનો થર કરવો. એની ઉપર આશરે ત્રણ ઇંચ જાડો ગુલાબની પત્તીનો થર કરવો.

ફરી પાછો સાકરનો થર કરી, એની ઉપર ગુલાબની પત્તીનો થર કરવો. આમ સૌથી ઉપર સાકરનો થર આવે એ રીતે બરણી ભરી, ઉપર કપડું બાંધી, દસથી અગિયાર દિવસ તડકે મૂકી હલાવતા રહેવું. તડકામાં તપી ગુલાબની પત્તી અને સાકર એકરૂપ થઈ જશે.

સ્વાદ અનુસાર ઇલાયચીઉમેરીઆગુલકંદઉપયોગમાંલેવો.

ગુલકંદના ઉપયોગો જૂની કબજિયાતમાં પાંચથી દસ ગ્રામ ગુલકંદનું સેવન વહેલીસવારેકરવું. નસકોરી વારંવાર ફૂટી લોહી પડતું હોય, ઊનાળામાં થતાં ગૂમડા, વધુ પડતું માસિક આવવું અને લાંબા સમય સુધી ચાલવું, આંખોની બળતરા, આખા શરીરમાં વિશેષ કરીને હથેળી અને પગના તળિયે થતી બળતરા પર ગુલકંદનું સેવનકરવુંલાભદાયીછે.

ગુલાબનું શરબત અને ગુલાબજળ શરીરમાં થતી દાહ, બળતરા, એસીડીટીને દૂર કરનાર હોઈ ગરમીનાદિવસોમાંસેવનકરવાયોગ્યછે. જાસૂદમાં ધોળી, રાતી, પીળી એવી લગભગ અઢાર જાતો હોય છે.

વારંવાર ગર્ભપાત થતોહોયતોલાલજાસૂદનાફૂલ સાકરસાથે ખાવા. માથાના વાળ ખરતાં હોય તો લાલ જાસૂદના ફૂલ વાટીલેપકરવો. શ્વેતપ્રદરમાં ચોખાનાં ઓસામણ સાથે બે નંગ સફેદ જાસૂદના ફૂલની કળી ચાવીને ખાવી. વજન વધતું હોય તો સફેદ જાસૂદની ચારથી પાંચ કળી ધીમાં સાંતળી સાકર સાથે સવારે ચાવી-ચાવીને ખાવી અને એની ઉપરદૂધપીવું.

માસિક પુષ્કળ આવતું હોય અને અટકવાનું નામ ન લેતું હોય તો સફેદ જાસૂદની ચાર-પાંચ કળીઓ ધીમાં સાંતળી ચાવી-ચાવીને ખાવી, એની ઉપર પાંચ-પાંચ ગ્રામ સાકર અને નાગકેસર દૂધમાં મેળવી પીવું. ગુપ્તાંગ પર પડતી ચાંદી માટે જાસૂદના સફેદ ફૂલ વાટી, તલનું તેલ મેળવી લેપ કરવો.

શિરીષ ગુજરાતની ગ્રામ્ય પ્રજા એને સરસડાના નામથી ઓળખે છે. એના વૃક્ષ ઘણાં મોટાં થાય છે. એના પાંદડા આમલીના પાંદડા જેવાં હોય છે. એનાં પુષ્પો આછાં પીળાં રંગના કોમળ તંતુઓ વાળા હોય છે. ઉનાળામાં રાત્રિ પછી ખીલતાં શિરીષના આ અત્યંત નાજુક પુષ્પો ચોમેર મધુર સુગંધ પ્રસરાવતા હોય છે.

ઝેરી સર્પદંશ પર શિરીષના પુષ્પો અને મરી ખલમાં વાટી લેપ કરવાથી ઝેર....ફેલાતું અટકે છે. લાંબી માંદગીને કારણે પથારીવશ રહ્યા પછી પીઠ પર પડતાં ધારા હોય કે ગરમીને કારણે થતાં ચાઠા. કેમિકલ કે એસિડને કારણે દાઝવાથી વિકૃત થયેલી ત્વચા હોય કે ન રૂઝાતા વ્રણ. આ બધા પર શિરીષના પુષ્પો વાટી એમાં હળદર મેળવી લાંબા સમયસુધીલેપકરવો.

જ્યારે ખીલ ઘણા મોટા થઈ તેમાં પાક-પરૂં થઈ સોજો આવતો હોય ત્યારે શિરીષના ફૂલ વાટી એમાં હળદર અને મુલતાની માટી મેળવી લેપ કરવો.

તદ્પરાંત ખસ જેવા ત્વકવિકાર, ચામડીના ઇન્ફેકશન પર માત્ર શિરીષના ફૂલો-વાટીલેપકરવાથીસારૂંપરિણામમળેછે.કડવા લીમડાના મોર લીમડાના મોર એ લીમડાની મંજરી છે. ચૈત્ર માસના પહેલા દિવસે એટલે કે 'ગુડી પડવા'ના દિવસે લીમડાના મોરનો રસ પીવાનો મહિમા મહારાષ્ટ્ર બાજુ ઘણો છે.

હવે ગુજરાતમાં પણ લીમડાના મોરનો રસ પીવાનો મહિમા વધતો જાય છે. લીમડાના મોરના ઉપયોગો સૂચવતાં પહેલાં એક સ્પષ્ટતા કરી દઉં. લીમડાના મોરનું સેવન વધુમાં

વધુ દસથી અગિયાર દિવસ કરવું. પુરૂષો માટે કડવા રસનું વધુ પડતું સેવન વીર્યજંતુની સંખ્યામાં ઘટાડો કરતું હોઈ લાંબા સમય સુધી સેવન કરવા યોગ્ય નથી.

એમાં પણ સંતાન ઇચ્છુક પુરૂષોએ આ પ્રયોગ કરવો નહિ. આશરે દસ ગ્રામ લીમડાના મોર વાટી એક ગ્લાસ જેટલું પાણી ઉમેરી આખી રાત માટીના પાત્રમાં પલાળવા. સવારે એમાં ચપટી નમક, સાકર અને શેકેલું જીરૂ મેળવી નરણાં કોઠે હાજત જતાં પહેલાં સેવન કરવું.

અગિયાર દિવસ કરવામાં આવતા આ પ્રયોગથી શરીરમાં રહેલાં વિષતત્વો દૂર થતાં ત્વચા શુદ્ધ થાય છે, લિવર અને બરોળની કાર્યક્ષમતા સુધરતા પાચનતંત્ર વધુ સારી રીતે કામ કરવા સક્ષમ બને છે.

લીમડાના મોર મૃદુરેચક હોઈ જૂની કબજિયાતમાં ફાયદો થાય છે. રક્તશુદ્ધ થાય છે. ઉપરાંત ત્વચાના રોગ જેવાં કે ખસ, ખરજવું, ખુજલી, કોઢ, વધતી બરોળ પેટના કૃમિ, જૂનો તાવ, શરીરના ચેપ, ગડગૂમડ વિગેરેમાં ફાયદો થાય છે અને સિઝનલ વાયરલ ઇન્ફેકશન સામે શરીરની પ્રતિકારશક્તિ વધે છે.

આમ ખરેખર પુષ્પચિકિત્સા મા બનતા રસ ને પાણિ સાથે નિયમિત અને યોગ્ય માત્રા મા લેવાથિ ગણા ભયંકર રોગો મા રાહત મળે છે. જ્યા દાક્તરિ સારવાર નિ જરુર હોય ત્યા જરુર એકવાર દાક્તરિ સારવાર લેવિ જરુરિ છે.

સંદર્ભ: પુષ્પચિકિત્સા-વત્સલ વસાણી

5

શા માટે યોગ છે જરૂરી?

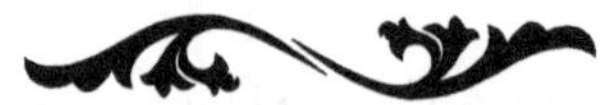

યોગ શા માટે જરૂરી છે. તે જોઇએ તો યોગથી શારીરિક ફાયદાઓ ખુબ થાય છે જેમ કે આખા શરીરની કામ કરવાની ક્ષમતામાં વધારો થાય છે. - નિયમિત યોગ કરવાથી અકાળે થતા મૃત્યુની શક્યતામાં નોંધપાત્ર ઘટાડો થાય છે.

હ્રદયની કાર્યક્ષમતામાં વધારો થાય છે અને હ્રદયને લોહી પહોંચાડતી નવી-નવી ધમનીઓ વિકસે છે, જેથી એક ધમનીના અવરોધ સમયે કુદરતી રીતે જ બીજી ધમની બાયપાસ તરીકે કામ આપે.

યોગ શરીરમાં ચરબીનાં ચયાપચય ઉપર અસર કરે છે કે જેથી ધમનીમાં ચરબીનો જમાવ (એથેરોસ્ક્લેરોસિસ) થવાની ગતિ અટકી જાય કે ધીમી પડી જાય છે, પરિણામે હ્રદયરોગ થવાની અને હાર્ટ એટેકથી મૃત્યુ થવાની શક્યતા ઘટે છે.

ધણા લોકોને મનમાં એવો પ્રશ્ન થાય છે કે ' આ યોગ કરવાનું શું કામ છે? ખાઓ, પીઓ અને મજા કરો! દુર્ભાગ્યે આવા લોકો જ લાંબા ગાળે બેઠાડુ જીવન અને શ્રમવિહીનતાને કારણે મેદસ્વીપણું, હાઇબ્લડપ્રેશર, ડાયાબિટીસ અને હ્રદયરોગનો ભોગ બનતા હોય છે.

જગતની 65% વસ્તી જરૂર કરતાં ઓછી શારીરિક સક્રિયતા દાખવે છે અને બેઠાડું જિંદગી જીવે છે, જેને કારણે દર વર્ષે 20 લાખ લોકોનાં અકાળે મૃત્યુ થાય છે. માત્ર શરીરને પૂરતી યોગ આપવાની આળસ અથવા બિનઅનુકૂળતા આટલા બધા લોકોના મોતનું કારણ બને છે !

બેઠાડું જીવનશૈલી એ વિશ્વમાં સ્વાસ્થ્ય માટે જોખમી અને મૃત્યુ તથા અપંગતા (નિયોગ્યતા) માટે જવાબદાર પ્રથમ દશ પરિબળમાં સ્થાન પામે છ.યોગને કારણે ઇન્સ્યુલિનની જરૂરિયાત ઘટે છે.

લોહીનાં ગ્લુકોઝ પર નિયંત્રણ આવી શકે છે અને ડાયાબીટીઝ થવાની શક્યતા ઘટે છે. યોગને કારણે સ્નાયુઓ ઉપરાંત હાડકાં અને સાંધાની મજબૂતી પણ વધે છે.

નિયમિત યોગ કમરના દુખાવાને થતો જ અટકાવે છે અને દુખતી કમરને રાહત આપે છે.- નિયમિત યોગ કરનાર વ્યક્તિનું સરેરાશ વજન તંદુરસ્ત વજનની મર્યાદામાં જળવાઈ રહે છે.

હાઈબ્લડપ્રેશર થતું જ અટકાવવામાં અને વધી ગયેલ બ્લડપ્રેશરને કાબૂમાં રાખવામાં સહાય મળે છે.નિયમિત યોગ કરનારાઓને આંતરડાનું કેન્સર (અને કદાચ, સ્તન-કેન્સર પણ) થવાની શક્યતા ખૂબ ઘટી જાય છે.

વૃદ્ધ વ્યક્તિના શરીરનું સંતુલન જાળવવામાં અને હરફર ચાલુ રાખવામાં યોગ ખૂબ ઉપયોગી થાય છે.- જો તરુણાવસ્થાથી યોગ કરવાની ટેવ પાડવામાં આવે તો, તમાકુ જેવી કુટેવ પડવાની શક્યતા ઓછી રહે છે.- શારીરિક સક્રિય બાળકો શાળાની પરીક્ષામાં વધુ સારો દેખાવ કરી શકે છે.

નાનપણથી જ શારીરિક શ્રમ મળે એવી જૂથ રમતોમાં રમવાથી બાળકમાં સામાજિક ગુણોનો સારો વિકાસ થાય છે. તે ઉપરાંત બાળકોમાં યોગની એક કાયમી ટેવ પડે છે જે મોટી ઉંમરે ખૂબ ઉપયોગી થાય છે.

યોગના માનસિક ફાયદાઓ :નિયમિત યોગને કારણે ઘણા લોકો ચિંતા અને હતાશા (ડિપ્રેશન) માંથી મુક્ત થઈ શકે છે. યોગથી આત્મવિશ્વાસ વધતો જાય છે.

મનની શાંતિ અને પ્રફુલ્લિતતા જળવાઈ રહે છે અને માનસિક સ્વાસ્થ્ય સુધરે છે.

યોગ ન કરવાના ગેરફાયદાઓ :બેઠાડું જીવન શરીરમાં શક્તિ (કેલરીનો) વ્યય ઘટાડી નાખે છે, ચરબીનો ભરાવો થવા દે છે.

પરિણામે જાડાપણું થવાની શક્યતા વધે છે. ઈન્સ્યુલિનની અસરકારકતા ઓછી કરે છે, પરિણામે ડાયાબીટિઝ થવાની શક્યતા વધી જાય છે. કેટલાક અભ્યાસો જણાવે છે કે અઠવાડિયે 500 કેલેરી જેટલી યોગ ઘટવાથી ડાયાબીટિઝની શક્યતા 6 ટકા જેટલી વધે છે.

લોહીમાં કોલેસ્ટેરોલનું પ્રમાણ વધતું જાય છે જે હૃદયરોગ થવા માટે જવાબદાર છે. બેઠાડું જીવન જીવતી વ્યક્તિમાં હૃદયરોગ થવાની શક્યતા 1.9 ગણી વધી જાય છે.

અમેરિકન અભ્યાસો જણાવે છે કે બેઠાડું લોકોમાંથી 35 ટકા લોકોને હાર્ટ-એટેક આવવાની શક્યતા માત્ર નિયમિત યોગ કરવાથી અટકી શકે છે.- બેઠાડું જીંદગીને કારણે હાડકાં નબળાં પડે છે જેને ઓસ્ટીઓપોરોસિસ કહે છે. પરિણામે હાડકાનાં ફ્રેક્ચર થવાની શક્યતા ખૂબ વધી જાય છે.

બેઠાડું જીંદગીને કારણે આંતરડાનાં કેન્સર થવાની શક્યતા વધી જાય છે.- બેઠાડું જીંદગીને માનસિક હતાશા (ડીપ્રેશન) સાથે સીધો સંબંધ છે. નિયમિત યોગ આત્મવિશ્વાસ વધારે છે તથા હતાશા દૂર કરે છે

અમેરિકામાં થતા કુલ મૃત્યુ પામતા લોકોના 12 ટકા જેટલા લોકો યોગ ન કરવાને કારણે કમોતે મરે છે.- એક સરખી ઉંમર માટે બેઠાડું જીવન જીવનાર વ્યક્તિની સરખામણીએ કસરતી શરીર ધરાવનાર અને યોગ કરનાર વ્યક્તિઓમાં મૃત્યુના દરનું પ્રમાણ ત્રીજા ભાગનું હોય છે.

સંશોધનતાજેતરમાં થયેલા અનેક અભ્યાસો જણાવે છે કે બેઠાડુ જિંદગીને માનસિક હતાશા (ડીપ્રેશનની સાથે સીધો સંબંધ છે. આજકાલ જે હદે માનસિક હતાશા અને અન્ય તકલીફો વધી રહી છે.

એ જોતાં, આ અભ્યાસ ઘણું અગત્યનું માર્ગદર્શન આપે છે. આખો દિવસ બેઠાં બેઠાં દુનિયા ભરના વિચારો અને ચિંતા કર્યા કરતો માણસ બિલકુલ શારીરિક શ્રમ છોડી ત્યારે માનસિક સંતુલન ગુમાવી દે એવી શકયતાઓ ઘણી વધારે રહે છે.

યોગ કરવાથી વ્યક્તિને માનસિક સુખશાંતિનો અનુભવ થાય છે અને આત્મવિશ્વાસ વધે છે. તો આજે જ નહિ કાયમ માટે યોગ ને અપનાવી ને આપણા શરીર ને રોગ મુક્ત બનાવિએ.

6
કાકડી

કાકડી એક એવું શાક છે જે શીતળતાની સાથે તાજગી પણ આપે છે. આમ તો કાકડીના અનેક લાભ છે, તેને ખાસ કરીને સલાડ તરીકે વધારે ખાવામાં આવે છે. જોકે કાકડી માત્ર સ્વાદસભર જ છે એવું નથી, કાકડીનું સેવન સ્વાસ્થ્યવર્ધક પણ છે. કાકડીમાં કેલરીની માત્રા નહિવત્ હોય છે જેથી કાકડી ડાયટિંગ કરતાં લોકો માટે બહુ ફાયદાકારક હોય છે.

કાકડી તો ગુણકારી છે જ પણ શું તમે ક્યારેય તેની છાલના અદભુત ફાયદા વિશે જાણ્યું છે? નહીં ને, કાકડીની છાલ થોડી કઠોર હોય છે જેથી કેટલાક લોકો તેની છાલ કાઢીને તેનું સેવન કરે છે પણ કાકડીની છાલ આપણા માટે બહુ જ લાભવર્ધક હોય છે અને તેનાથી પેટના કેન્સરનો પ્રાકૃતિક ઈલાજ થાય છે અને અન્ય સ્વાસ્થ્ય સમસ્યાઓમાં પણ તેનો ઉપયોગ ફાયદાકારક રહે છે. જેથી આજે કાકડીના છોતરા ફેકતાં પહેલાં અહીં જણાવેલા ફાયદા જાણી લેવા.ફાઈબરનો મહત્વપૂર્ણ સ્રોત

કાકડીની છાલમાં ભળે નહીં તેવું ફાઈબર ભરપૂર પ્રમાણમાં હોય છે. આ ફાઈબર પાચનતંત્ર માટે બહુ જ સારું માનવામાં આવે છે. આ કબજિયાત અને પેટ સંબંધી સમસ્યાઓને દૂર કરે છે અને કાકડીનું છાલનું સેવન કરવાથી તમારું પેટ નિયમિત રીતે સાફ રહે છે.

એક સ્વસ્થ આહાર માટે સ્ત્રીઓએ નિયમિત રૂપથી 25 ગ્રામ ફાઈબરની અને પુરુષોને 38 ગ્રામ ફાઈબરની જરૂર પડે છે. જેથી છાલ સહિત કાકડી ખાવાથી આ જરૂરિયાત પૂર્ણ થાય છે.

પ્રાકૃતિક રીતે ઘટે છે કેલરી ભૂખ લાગી હોય ત્યારે જો કાકડી ખાવામાં આવે તો વજન ઓછું કરવામાં મદદ મળે છે કારણ કે તેમાં કેલરીની માત્રા પ્રાકૃતિક રીતે બહુ ઓછી હોય છે. આવામાં છાલ હોતી કાકડી ખાવી તો બહુ લાભકારી છે.

તેની એક સ્લાઈઝમાં માત્ર 1 કેલરી હોય છે. ભૂખ લાગવા પર તમે છાલ હોતી કાકડીનું સલાડ ખાશો તો માત્ર 3 દિવસમાં લગભગ 2 કિલો વજન ઉતરી શકે છે.આંખો માટે છે ફાયદાકારકજો તમારી દ્રષ્ટિ નબળી હોય તો છાલ સહિત કાકડી ખાવાથી આ સમસ્યા કાયમ માટે દૂર થઈ શકે છે.

કારણ કે કાકડીની છાલમાં બીટા કેરોટીન વિટામિન એ એક છુપાયેલો સ્રોત છે. બીટા કેરોટીન આંખોના સ્વાસ્થ્ય અને દ્રષ્ટિ માટે બહુ જ સારું માનવામાં આવે છે અને આ કાકડીની છાલમાં સૌથી વધારે જોવા મળે છે. ત્વચામાં લાવે તાજગીકાકડીની છાલ ત્વચાને નિખારવામાં મદદ કરે છે. કાકડીની છાલ કાઢીને તેને સૂકવી લેવી,

ત્યારબાદ તેને પીસીને તેમાં લીંબૂનો રસ નાખવો, હવે એક વાટકીમાં આ પેસ્ટને નાખીને તેમાં એલોવેરા જલ મિક્ષ કરવું. હવે આ મિશ્રણને બરાબર મિક્ષ કરી લેવું. એલોવેરાની જગ્યાએ તમને ઘઉંનો લોટ પણ વાપરી શકો છો.

આ પેસ્ટને ત્વચા પર લગાવવાથી ત્વચા તાજગીસભર રહેશે.એન્ટીઓક્સીડેન્ટથી ભરપૂરકાકડીની છાલમાં એન્ટીઓક્સીડેન્ટ જેમ કે બી કેરોટીન, એ કેરોટીન, જી ક્સાન્થિન અને લ્યૂટીન બહુ વધારે માત્રામાં હોય છે.

આ તત્વો મુક્ત કણો સામે લડીને ઉંમર વધારવા અને અન્ય બીમારીઓને દૂર રાખવામાં મદદ કરે છે.ત્વચાને હાઈડ્રેટ કરે છે કાકડીની છાલ ત્વચાની અનેક પ્રકારની સમસ્યાઓમાં રાહત અપાવવાનું કામ કરે છે, જેમ કે ટેનિંગ, સનબર્ન, રેશિઝ વગેરે. દરરોજ કાકડીની છાલનું સેવન કરવાથી રૂક્ષ ત્વચામાં નરમાશ આવે છે.

જેથી તે નેચરલ મોઈશ્ચ્યુરાઈઝરનું કામ કરે છે. આ ત્વચામાંથી તેલ નિકળવાની પ્રક્રિયાને ઓછી કરીને ચહેરા પર ખીલની સમસ્યાને દૂર કરે છે.વિટામિન કેની પૂર્તિકાકડીની છાલમાં વિટામિન કે રહેલું હોય છે. વિટામિન કે પ્રોટીનને સક્રિય કરવામાં મદદ કરે છે.

જે શરીરમાં સ્વસ્થ હાડકાં માટે, સેલ્સના વિકાસ અને લોહીની ગાંઠ બનવાથી રોકવા માટે બહુ જ મહત્વ ધરાવે છે. કાકડી કરતાં કાકડીની છાલમાં વિટામિન કે ભરપૂર પ્રમાણમાં હોય છે. છોતરા સહિત એક બાઉલ કાકડીમાં લગભગ 49 માઈક્રોગ્રામ વિટામિન કે હોય છે.

જ્યારે છાલ કાઢેલી કાકડીમાં માત્ર 9 માઈક્રોગ્રામ જ હોય છે.કાકડી ખાવાના લાભ -કાકડીને કારણે ગરમીમાં લૂ નથી લાગતી અને શરીરમાં પાણી ઓછું નથી થતું તેમ જ કાકડી શરીરની પાણીની જરૂરિયાત ત્વરિત પૂરી પાડે છે.

કાકડી શરીરને રિહાઇડ્રેટ કરે છે.-જો તમે કામ કરવામાં બહુ વ્યસ્ત હોવ અને પાણી પીવાનું પણ ભૂલી જાઓ તો કાકડી ખાઈ શકો છો, કેમ કે કાકડીમાં 90 ટકા પાણનો ભાગ હોય છે.

જે તમે પાણી પીવામાંથી ગુમાવ્યું છે એ તમે કાકડી ખાઈને શરીરની પાણીની જરૂરિયાત પૂરી કરી શકો છો.-કાકડી શરીરને આંતરિક ગરમી અને બહારના ગરમ વાતાવરણ સામે રક્ષણ પૂરું પાડે છે અને શરીરને ઠંડક આપે છે.

કાકડી ખાવાથી તમારા શરીરને હૃદયની બળતરામાં પણ રાહત થાય છે. જો તમે કાકડીને તમારા શરીર સાથે ઉનાળામાં ઘસશો તો એ તમને સનબર્નથી પણ રાહત આપશે.

કાકડી શરીરમાં રહેલાં ઝેરી તત્ત્વોને દૂર કરે છે.-કાકડી ખાવાથી શરીરમાંનો કચરો પરસેવા દ્વારા બહાર ફેંકાય છે, એટલું જ નહીં કાકડી નિયમિત રીતે ખાવાથી કિડની સ્ટોન

પણ દૂર થાય છે.

કાકડીમાં રહેલા ઘટકો શરીરની દૈનિક વિટામિનની જરૂરિયાતને પૂરા પાડે છે.-એક દિવસમાં શરીરની જરૂરિયાતના જોઈતા વિટામિન્સ કાકડીમાંથી મળી જાય છે અને કાકડીમાં રહેલા A,B અને C વિટામિન્સને લીધે શરીરની રોગ પ્રતિકારક શક્તિને વધારે છે અને તમને એનર્જી આપે છે.

જો તમે કાકડીનો જ્યુસ પાલક અને ગાજર સાથે પીઓ તો તમને નવી તાજગીનો અહેસાસ થાય છે. કાકડી એ વિટામિન Cનો સારો સ્ત્રોત છે, કાકડીમાં વિટામિન C 12 ટકા જેટલું હોય છે.ઉપર ના નુસખાઓ માં દાક્તરી સલાહ લેવી પણ ખુબ જ જરૂરી છે એટલે દાક્તરી સૂચના પછી જ ઉપયોગ કરવો જોઈએ .

www.ingramcontent.com/pod-product-compliance
Lightning Source LLC
Chambersburg PA
CBHW071229140726
47996CB00004B/1529